DIE WIEDERGEWONNENE FREIHEIT: DIE BESTEN METHODEN, UM MIT DEM RAUCHEN AUFZUHÖREN

Sylvain MILON

INHALT

EINFÜHRUNG

Die wiedergewonnene Freiheit: Die besten Methoden, um mit dem Rauchen aufzuhören ist ein umfassender und praktischer Leitfaden, der Rauchern helfen soll, sich von ihrer Tabakabhängigkeit zu befreien. Das Buch behandelt die verschiedenen Aspekte des Rauchstopps und bietet praktische Ratschläge, wirksame Strategien und Informationen, die auf wissenschaftlichen Erkenntnissen beruhen.

Das einleitende Kapitel erläutert die Gefahren des Rauchens und die negativen Folgen für die Gesundheit und bietet so ein Bewusstsein für die Risiken. Anschließend ermutigt das Buch die Leser, den Entschluss zu fassen, mit dem Rauchen aufzuhören, indem es die vielen Vorteile hervorhebt, die mit dem Aufhören verbunden sind. Es erklärt auch, warum es so wichtig ist, sich realistische Ziele zu setzen und sich mental vorzubereiten, bevor man mit dem Aufhörprozess beginnt.

In den folgenden Kapiteln werden verschiedene Methoden zur Raucherentwöhnung ausführlich erforscht. Die Leser werden durch Optionen wie Nikotinersatzpräparate, kognitive Verhaltenstherapie, Akupunktur und andere alternative Ansätze geführt. Jede Methode wird objektiv dargestellt und bietet Informationen über ihre Wirksamkeit und die wissenschaftlichen Beweise, die sie stützen.

Das Buch geht auch auf die Entzugssymptome ein und bietet

praktische Ratschläge, wie man effektiv mit ihnen umgehen kann. Es wird betont, wie wichtig es ist, die Motivation und den Willen zu stärken und Rückfällen vorzubeugen, indem man gängige Fallstricke vermeidet. Auch die soziale und familiäre Unterstützung wird behandelt, wobei die Bedeutung eines unterstützenden Umfelds während des Aufhörprozesses hervorgehoben wird.

Schließlich bietet das Buch Tipps, wie man sich neue, gesunde Lebensgewohnheiten aneignen und mit Stress und Emotionen umgehen kann, ohne auf das Rauchen zurückzugreifen. Es schließt mit Strategien, um die Freiheit zu erhalten und langfristig Rückfällen vorzubeugen.

Dieser praktische, durch wissenschaftliche Forschung gestützte Ratgeber soll Rauchern die Werkzeuge und das Wissen vermitteln, die sie benötigen, um erfolgreich mit dem Rauchen aufzuhören. Ob Sie Gelegenheitsraucher oder langjähriger Raucher sind, "Die wiedergewonnene Freiheit: Die besten Methoden, um mit dem Rauchen aufzuhören" ist Ihr Verbündeter für ein rauchfreies Leben.

KAPITEL 1: DIE GEFAHREN DES RAUCHENS

Rauchen ist eine weltweit verbreitete Gewohnheit, aber es ist von entscheidender Bedeutung, die vielen Gefahren zu verstehen, denen Raucher ausgesetzt sind. In diesem Kapitel werden wir die gesundheitsschädlichen Auswirkungen des Rauchens erforschen und dabei die Risiken für Raucher und ihre Umgebung hervorheben.

1.1 Tabakbedingte Krankheiten

Rauchen steht in engem Zusammenhang mit vielen schweren Krankheiten, die die Lebensqualität von Rauchern erheblich beeinträchtigen können. Eine der bekanntesten Folgen ist Krebs. Tatsächlich ist Tabak die Hauptursache für Lungenkrebs, wird aber auch mit anderen Krebsarten in Verbindung gebracht, wie z. B. Mund-, Rachen-, Speiseröhren-, Blasen- und Bauchspeicheldrüsenkrebs. Die giftigen Stoffe im Zigarettenrauch schädigen die Zellen und fördern die Bildung von Tumoren.

Neben Krebs ist das Rauchen ein Hauptrisikofaktor für Herz-Kreislauf-Erkrankungen. Die im Zigarettenrauch enthaltenen

Chemikalien tragen dazu bei, dass sich Fettplaques in den Arterien ablagern, was zu Problemen wie Arteriosklerose, Herzinfarkt, Schlaganfall und Bluthochdruck führen kann.

1.2 Die Auswirkungen auf das Atmungssystem

Das Rauchen hat erhebliche Auswirkungen auf das Atmungssystem. Raucher entwickeln mit größerer Wahrscheinlichkeit Erkrankungen wie chronische Bronchitis und Emphysem, die unter dem Begriff chronisch obstruktive Lungenerkrankungen (COPD) zusammengefasst werden. Diese Erkrankungen erschweren das Atmen, verursachen anhaltenden Husten und führen zu einer verminderten Lungenkapazität. Raucher leiden außerdem unter einem erhöhten Risiko für Atemwegsinfektionen wie Lungenentzündung und akute Bronchitis.

1.3 Die Auswirkungen auf die Gesundheit anderer

Das Rauchen beeinträchtigt nicht nur die Gesundheit der Raucher, sondern auch die ihrer Mitmenschen. Die Exposition gegenüber Passivrauch, auch Passivrauchen genannt, birgt ernsthafte Gesundheitsrisiken. Nichtraucher, die den Passivrauch einatmen, sind denselben Giftstoffen ausgesetzt wie Raucher. Sie können daher Atemprobleme und Herz-Kreislauf-Erkrankungen entwickeln und sind anfälliger für Infektionen.

Darüber hinaus gehen schwangere Frauen, die rauchen oder Passivrauch ausgesetzt sind, ein Risiko für ihre eigene Gesundheit sowie für die ihres Babys ein. Rauchen während der Schwangerschaft ist mit einem erhöhten Risiko von Komplikationen verbunden, wie Frühgeburten, Fehlgeburten, niedrigem Geburtsgewicht und Geburtsfehlern.

1.4 Nikotinabhängigkeit

Tabak enthält Nikotin, eine stark süchtig machende Substanz. Wenn Nikotin eingeatmet wird, gelangt es schnell ins Gehirn und macht körperlich und psychisch abhängig. Raucher verspüren den Drang zu rauchen, um ihr Verlangen nach Nikotin zu befriedigen, was es extrem schwierig macht, mit dem Rauchen aufzuhören.

Die Nikotinabhängigkeit ist eines der größten Hindernisse beim Aufhören mit dem Rauchen. Entzugssymptome wie Reizbarkeit, Angstzustände, Schlafstörungen und starkes Verlangen können den Aufhörprozess besonders schwierig machen. Es ist jedoch wichtig zu verstehen, dass die Nikotinsucht mit den richtigen Methoden und der richtigen Unterstützung überwunden werden kann.

Zusammenfassend lässt sich sagen, dass das Rauchen viele Gesundheitsgefahren birgt. Raucher sind einem erhöhten Risiko ausgesetzt, schwere Krankheiten wie Krebs, Herz-Kreislauf-Erkrankungen und Lungenerkrankungen zu entwickeln. Darüber hinaus beeinträchtigt das Rauchen auch die Gesundheit von Nichtrauchern, insbesondere von Menschen, die dem Passivrauch ausgesetzt sind. Es ist daher von entscheidender Bedeutung, sich dieser Gefahren bewusst zu sein und Maßnahmen zu ergreifen, um sich von der Tabakabhängigkeit zu befreien. In den folgenden Kapiteln erkunden wir die besten Methoden, um mit dem Rauchen aufzuhören und wieder ein rauchfreies Leben zu führen, das Gesundheit und Freiheit bedeutet.

KAPITEL 2: DIE ENTSCHEIDUNG TREFFEN, MIT DEM RAUCHEN AUFZUHÖREN

Die Entscheidung, mit dem Rauchen aufzuhören, ist ein wesentlicher Schritt auf dem Weg zu einem gesünderen und erfüllteren Leben. In diesem Kapitel erkunden wir die verschiedenen Motivationen, die zu dieser Entscheidung führen können, die Vorteile des Rauchstopps und die potenziellen Hindernisse, auf die Sie stoßen könnten.

2.1 Die eigene Motivation finden

Der erste Schritt, um mit dem Rauchen aufzuhören, besteht darin, die eigene Motivation zu finden. Jeder hat andere Gründe, mit dem Rauchen aufzuhören, sei es die Sorge um die eigene Gesundheit, die Pflege von Beziehungen, die Verbesserung des Aussehens oder der Schutz von Angehörigen vor Passivrauch. Nehmen Sie sich die Zeit, darüber nachzudenken, was Sie wirklich dazu bewegt, mit dem Rauchen aufzuhören.

Es kann hilfreich sein, eine Liste mit den Vorteilen zu erstellen, die Sie aus der Aufgabe des Rauchens ziehen können. Denken Sie dabei an Ihre Gesundheit und die Verbesserung Ihrer Lebensqualität. Denken Sie auch an die finanziellen Einsparungen, die Sie durch einen Rauchstopp erzielen könnten. Je stärker Ihre Motivation ist, desto leichter wird es Ihnen fallen, die anstehenden Herausforderungen zu bewältigen.

2.2 Die Vorteile, mit dem Rauchen aufzuhören

Mit dem Rauchen aufzuhören bringt viele Vorteile für Ihre Gesundheit und Ihr Wohlbefinden mit sich. Zunächst einmal wird sich Ihre Gesundheit erheblich verbessern. Ihre Lunge wird sich von den giftigen Substanzen im Zigarettenrauch befreien, was zu einer besseren Atmung und weniger Atemproblemen führt. Ihr Risiko, an schweren Krankheiten wie Krebs, Herz-Kreislauf-Erkrankungen und Lungenerkrankungen zu erkranken, wird allmählich sinken.

Wenn Sie mit dem Rauchen aufhören, erhalten Sie auch eine gesündere Haut und einen strahlenderen Teint. Zigarettenrauch trägt zu vorzeitiger Hautalterung, Faltenbildung und einem fahlen Teint bei. Wenn Sie mit dem Rauchen aufhören, fördern Sie eine bessere Durchblutung, was sich wiederum in einem besseren Hautbild niederschlägt.

Der Rauchstopp wird sich auch positiv auf Ihre sozialen Beziehungen auswirken. Sie werden sich nicht mehr durch den Geruch von Rauch an Ihrer Kleidung und Ihrem Atem gestört fühlen, was Ihr Selbstvertrauen und Ihr Selbstwertgefühl stärkt. Außerdem werden Sie Ihre Mitmenschen vor den Gefahren des Passivrauchens schützen, was wiederum dazu beiträgt, ihre Gesundheit zu erhalten.

2.3 Hindernisse für den Rauchstopp

Obwohl es viele Vorteile hat, mit dem Rauchen aufzuhören, ist es wichtig, die möglichen Hindernisse zu erkennen, auf die Sie stoßen könnten. Nikotinabhängigkeit ist eines der größten Hindernisse beim Aufhören mit dem Rauchen. Entzugssymptome wie Reizbarkeit, Angstzustände, Schlafstörungen und starkes Verlangen können den Aufhörprozess erschweren.

Es ist auch möglich, dass Sie Situationen oder Stressmomente erleben, die Sie dazu verleiten, sich eine Zigarette anzünden zu wollen. Erkennen Sie diese Momente und bereiten Sie sich darauf vor, indem Sie Strategien zur Stressbewältigung und gesunde Alternativen zur Ablenkung einführen.

Auch der Einfluss Ihres sozialen Umfelds kann eine Herausforderung darstellen. Wenn Sie von Rauchern umgeben sind oder Orte besuchen, an denen das Rauchen üblich ist, kann es schwieriger sein, der Versuchung zu widerstehen. Kommunizieren Sie mit Ihrem Umfeld und bitten Sie sie, Sie bei der Aufgabe des Rauchens zu unterstützen.

Zusammenfassend lässt sich sagen, dass die Entscheidung, mit dem Rauchen aufzuhören, ein mutiger Schritt ist, der Ihrer Gesundheit zugutekommt. Finden Sie Ihre persönliche Motivation und konzentrieren Sie sich auf die Vorteile, die Sie aus dem Rauchstopp ziehen werden. Seien Sie sich der möglichen Hindernisse bewusst und bereiten Sie sich darauf vor, diese zu überwinden. In den folgenden Kapiteln erkunden wir die wirksamsten Methoden und Strategien, die Ihnen helfen, Ihr Ziel eines rauchfreien Lebens zu erreichen.

KAPITEL 3: REALISTISCHE ZIELE SETZEN

Wenn Sie sich dazu entschließen, mit dem Rauchen aufzuhören, ist es wichtig, sich realistische und erreichbare Ziele zu setzen. In diesem Kapitel erkunden wir, wie wichtig es ist, sich klare Ziele zu setzen, welche Vorteile es hat, diese realistisch zu gestalten, und welche Strategien es gibt, um diese Ziele zu erreichen.

3.1 Die Wichtigkeit, klare Ziele zu setzen

Klare Ziele zu setzen ist entscheidend für einen erfolgreichen Rauchstopp. Ein klares Ziel gibt Ihnen eine klare Richtung vor und ermöglicht es Ihnen, Ihren Fortschritt zu messen. Anstatt einfach zu sagen "Ich will mit dem Rauchen aufhören", setzen Sie sich spezifische, messbare Ziele wie "Ich werde in den nächsten drei Wochen mit dem Rauchen aufhören" oder "Ich werde meinen Zigarettenkonsum bis zum Ende des Monats um die Hälfte reduzieren".

Klare Ziele zu haben hilft Ihnen, motiviert und konzentriert an Ihrem Vorhaben, mit dem Rauchen aufzuhören, festzuhalten. Sie können Ihr Hauptziel sogar in kleinere, besser erreichbare

Unterziele unterteilen. Dadurch erhalten Sie eine Reihe von kleinen Siegen, die Ihr Selbstvertrauen stärken und Sie ermutigen, Ihre Bemühungen fortzusetzen.

3.2 Die Vorteile, realistische Ziele zu setzen

Realistische Ziele zu setzen ist entscheidend, um Ihre Motivation aufrechtzuerhalten und Gefühle der Frustration und des Versagens zu vermeiden. Es ist wichtig zu erkennen, dass die Raucherentwöhnung ein individueller Prozess ist und von Person zu Person unterschiedlich verlaufen kann. Wenn Sie sich zu ehrgeizige oder unrealistische Ziele setzen, kann dies einen übermäßigen Druck erzeugen und Sie demoralisieren, wenn Sie die Ziele nicht erreichen.

Wenn Sie sich realistische Ziele setzen, geben Sie sich eine reelle Chance, diese zu erreichen und Ihre Fortschritte zu feiern. Wenn Sie z. B. ein regelmäßiger Raucher sind, kann es für Sie realistischer und effektiver sein, sich das Ziel zu setzen, Ihren Zigarettenkonsum allmählich zu reduzieren, anstatt abrupt aufzuhören.

3.3 Strategien zur Erreichung Ihrer Ziele

Um Ihre Ziele beim Rauchstopp zu erreichen, ist es wichtig, dass Sie wirksame Strategien anwenden. Hier sind einige Tipps, die Ihnen dabei helfen können:

1. Planen Sie Ihren Rauchstopp: Legen Sie ein bestimmtes Datum fest, an dem Sie mit dem Rauchen aufhören wollen. Bereiten Sie sich mental und körperlich vor, indem Sie Situationen oder Gewohnheiten im Zusammenhang mit dem Rauchen identifizieren, die Sie ändern müssen.

2. Suchen Sie sich Unterstützung: Informieren Sie Ihr Umfeld über Ihren Entschluss, mit dem Rauchen aufzuhören, und bitten Sie sie um Unterstützung. Sie können auch erwägen, sich einer Selbsthilfegruppe anzuschließen oder einen Gesundheitsexperten aufzusuchen, der auf Raucherentwöhnung spezialisiert ist.

3. Verwenden Sie Nikotinersatzprodukte: Nikotinersatzprodukte wie Pflaster, Kaugummis oder Inhalatoren können Ihnen helfen, Entzugserscheinungen zu lindern und Ihre Nikotinabhängigkeit allmählich zu verringern.

4. Nehmen Sie neue Gewohnheiten an: Ermitteln Sie die Zeiten oder Aktivitäten, die Sie zum Rauchen verleiten, und ersetzen Sie sie durch neue, gesunde Gewohnheiten. Wenn Sie z. B. nach dem Essen geraucht haben, versuchen Sie stattdessen einen kurzen Spaziergang zu machen.

5. Stellen Sie sich dem Verlangen : Das Verlangen nach einer Zigarette kann intensiv sein, aber es ist nur vorübergehend. Verwenden Sie Entspannungstechniken, wie z. B. tiefes Atmen, um sie zu überwinden. Auch die Ablenkung durch eine Tätigkeit, für die Sie sich begeistern, kann wirksam sein.

Wenn Sie sich realistische Ziele setzen und geeignete Strategien anwenden, erhöhen Sie Ihre Chancen, erfolgreich mit dem Rauchen aufzuhören. Denken Sie daran, dass jeder Schritt in Richtung eines rauchfreien Lebens ein Sieg für sich ist. In den folgenden Kapiteln werden wir weitere Techniken und Tipps erkunden, die Ihnen dabei helfen, Ihre Ziele zu erreichen und sich endgültig von der Tabakabhängigkeit zu befreien.

KAPITEL 4: MENTALE VORBEREITUNG

Die mentale Vorbereitung ist ein wesentlicher Bestandteil einer erfolgreichen Raucherentwöhnung. In diesem Kapitel erkunden wir, wie wichtig es ist, sich mental vorzubereiten, welche Strategien es gibt, um die eigene Motivation und Widerstandskraft zu stärken, und welche Techniken es gibt, um mit negativen Gedanken umzugehen.

4.1 Die Bedeutung der mentalen Vorbereitung

Sich mental vorzubereiten ist entscheidend, um den Herausforderungen und Versuchungen zu begegnen, die beim Aufhören mit dem Rauchen auftreten können. Die Nikotinabhängigkeit ist sowohl körperlich als auch psychologisch bedingt, daher ist es entscheidend, sich auf Entzugserscheinungen und das Verlangen nach einer Zigarette vorzubereiten.

Bei der mentalen Vorbereitung geht es darum, eine positive Einstellung, Selbstvertrauen und eine starke Motivation zu entwickeln, um erfolgreich mit dem Rauchen aufzuhören. Dazu gehört, dass Sie verstehen, warum Sie aufhören wollen, dass Sie sich Ihr rauchfreies Leben vorstellen und dass Sie proaktiv an die Schwierigkeiten herangehen, die auftreten können.

4.2 Motivation und Widerstandskraft stärken

Die Stärkung Ihrer Motivation und Ihres Widerstandes ist entscheidend, um bei Ihrem Versuch, mit dem Rauchen aufzuhören, entschlossen zu bleiben. Hier sind einige Strategien, um dies zu erreichen:

- Identifizieren Sie Ihre Motivationen: Verbringen Sie Zeit damit, darüber nachzudenken, warum Sie mit dem Rauchen aufhören möchten. Was sind die Vorteile für Ihre Gesundheit, Ihr Aussehen, Ihre Beziehungen oder Ihre finanzielle Situation? Schreiben Sie sie auf und lesen Sie sie erneut, wenn Sie eine motivierende Erinnerung brauchen.

- Visualisieren Sie Ihren Erfolg: Stellen Sie sich vor, Sie leben ein Leben ohne Tabak, sind gesund und haben die Kontrolle über Ihre Entscheidungen. Visualisieren Sie sich in Situationen, in denen Sie normalerweise geraucht hätten, und bewältigen Sie diese erfolgreich. Diese positive Visualisierung stärkt Ihre Motivation und Ihr Selbstvertrauen.

- Umgeben Sie sich mit Unterstützung: Suchen Sie die Unterstützung von Angehörigen, Freunden oder Selbsthilfegruppen, die sich auf die Raucherentwöhnung spezialisiert haben. Wenn Sie Ihre Ziele mit anderen teilen, die verstehen, was Sie durchmachen, kann Ihnen das helfen, motiviert zu bleiben und schwierige Zeiten zu überstehen.

4.3 Umgang mit negativen Gedanken

Während des Prozesses der Raucherentwöhnung ist es üblich, mit negativen Gedanken oder Zweifeln an Ihrer Fähigkeit, erfolgreich zu sein, konfrontiert zu werden. Es ist wichtig, Strategien zu entwickeln, um mit diesen Gedanken umzugehen und sie in positive und konstruktive Gedanken umzuwandeln.

- Identifizieren Sie negative Gedanken: Achten Sie auf negative Gedanken, die aufkommen, wenn Sie mit dem Verlangen nach einer Zigarette oder mit Schwierigkeiten beim Aufhören konfrontiert werden. Identifizieren Sie diese Gedanken und ersetzen Sie sie durch positive Gedanken. Anstatt sich beispielsweise zu sagen: "Ich kann das nicht", sagen Sie sich: "Ich bin in der Lage, dieses Verlangen zu überwinden und ein rauchfreies Leben zu führen".

- Verwenden Sie positive Affirmationen: Erstellen Sie positive Affirmationen und wiederholen Sie sie regelmäßig, um Ihr Selbstvertrauen zu stärken. Sagen Sie sich z. B. "Ich bin stark und kann es schaffen, mit dem Rauchen aufzuhören" oder "Ich kümmere mich um meine Gesundheit, indem ich mich für ein rauchfreies Leben entscheide".

- Üben Sie Achtsamkeit: Achtsamkeit ist eine Technik, bei der Sie sich des gegenwärtigen Augenblicks voll bewusst sind, ohne zu urteilen. Wenn Sie das Verlangen nach einer Zigarette oder einen negativen Gedanken verspüren, nehmen Sie sich einen Moment Zeit, um sich auf Ihre Atmung zu konzentrieren, beobachten Sie Ihre Gedanken, ohne an ihnen festzuhalten, und lassen Sie sie vorbeiziehen. Achtsamkeit hilft Ihnen, Abstand von Ihren Gedanken zu gewinnen und eine positivere, losgelöster wirkende Einstellung zu entwickeln.

Wenn Sie sich mental vorbereiten, Ihre Motivation und Widerstandskraft stärken und sich mit negativen Gedanken auseinandersetzen, werden Sie besser vorbereitet sein, um erfolgreich mit dem Rauchen aufzuhören. Die mentale

Vorbereitung ist ein wichtiger Schlüssel zur Bewältigung der Herausforderungen, die während des Rauchstopps auftreten können. In den folgenden Kapiteln werden wir weitere Strategien und Werkzeuge erkunden, die Ihnen helfen, Ihre Ziele zu erreichen und ein rauchfreies Leben zu führen.

KAPITEL 5: DIE RICHTIGE METHODE FÜR SIE WÄHLEN

Wenn Sie sich dazu entschließen, mit dem Rauchen aufzuhören, stehen Ihnen viele verschiedene Methoden zur Verfügung, die Sie bei Ihrem Vorhaben unterstützen können. In diesem Kapitel erkunden wir die verschiedenen Möglichkeiten der Raucherentwöhnung, die Vor- und Nachteile jeder Methode und geben Tipps, wie Sie die für Sie am besten geeignete Methode auswählen können.

5.1 Die verschiedenen Möglichkeiten der Raucherentwöhnung

Es gibt verschiedene Möglichkeiten der Raucherentwöhnung, aus denen Sie wählen können. Hier sind die gängigsten Methoden:

- Abrupter Rauchstopp: Hier geht es darum, von einem Tag auf den anderen mit dem Rauchen aufzuhören, ohne Nikotinersatzprodukte zu verwenden. Diese Methode erfordert einen starken Willen und eine solide mentale Vorbereitung, kann aber bei manchen Menschen sehr erfolgreich sein.

- Nikotinersatzprodukte: Nikotinersatzprodukte wie Pflaster,

Kaugummi, Inhalatoren oder Lutschtabletten liefern Ihnen eine kontrollierte Dosis Nikotin, um die Entzugssymptome zu lindern. Sie können Ihnen helfen, Ihre Nikotinabhängigkeit allmählich zu verringern.

-    Verschreibungspflichtige   Medikamente: Es   gibt verschreibungspflichtige Medikamente wie Vareniclin (Champix) oder Bupropion (Zyban), die Ihnen helfen können, das Verlangen nach einer Zigarette und die Entzugssymptome zu reduzieren. Diese Medikamente wirken auf die Nikotinrezeptoren in Ihrem Gehirn.

- Verhaltenstherapie: Die Verhaltenstherapie ist ein Ansatz, der darauf abzielt, Ihre mit dem Rauchen verbundenen Verhaltensweisen und Gewohnheiten zu ändern. Sie kann Techniken wie Stressbewältigung, kognitive Umstrukturierung und positive Verstärkung beinhalten.

5.2 Vor- und Nachteile der verschiedenen Methoden

Jede Methode der Raucherentwöhnung hat Vor- und Nachteile, die Sie bei der Wahl der für Sie am besten geeigneten Methode berücksichtigen sollten.

- Abruptes Aufhören: Der Vorteil dieser Methode ist, dass man schnell und entschieden aufhören kann. Allerdings können die Entzugssymptome stärker sein und es bedarf eines starken Willens, um diesen Stopp ohne externe Unterstützung durchzuhalten.

- Nikotinersatzpräparate: Nikotinersatzpräparate bieten eine sanftere Alternative, indem sie eine kontrollierte Dosis Nikotin zur Linderung der Entzugssymptome liefern. Sie können jedoch die Nikotinabhängigkeit verlängern und erfordern eine regelmäßige und angemessene Anwendung.

- Verschreibungspflichtige Medikamente: Verschreibungspflichtige Medikamente können wirksam sein, um das Verlangen nach einer Zigarette zu reduzieren, aber sie können Nebenwirkungen haben und sollten unter ärztlicher Aufsicht verwendet werden.

- Verhaltenstherapie: Mit der Verhaltenstherapie können die psychologischen und verhaltensbezogenen Aspekte der Tabakabhängigkeit behandelt werden. Sie kann langfristig wirksam sein, erfordert jedoch Engagement und aktive Teilnahme.

5.3 Tipps zur Auswahl der für Sie geeigneten Methode

Um die für Sie richtige Methode der Raucherentwöhnung zu wählen, hier einige Tipps:

- Wenden Sie sich an eine medizinische Fachkraft: Sprechen Sie mit einem Arzt, Apotheker oder einem Spezialisten für Raucherentwöhnung, um eine individuelle Beratung zu erhalten, die auf Ihre Situation und Ihre Bedürfnisse zugeschnitten ist.

- Berücksichtigen Sie Ihre persönlichen Vorlieben: Überlegen Sie sich, welche Art des Aufhörens Sie bevorzugen, wie Sie das Medikament verabreichen möchten (Pflaster, Kaugummi usw.) und welche Unterstützung Sie sich wünschen.

- Beurteilen Sie Ihre Gewohnheiten und Ihre Abhängigkeit: Berücksichtigen Sie Ihren Grad der Nikotinabhängigkeit, Ihre

Rauchgewohnheiten und Ihre Auslöser. Einige Methoden können besser auf Ihre speziellen Bedürfnisse eingehen.

- Seien Sie bereit, Ihren Ansatz anzupassen: Möglicherweise müssen Sie verschiedene Methoden ausprobieren oder mehrere Ansätze kombinieren, um herauszufinden, was für Sie am besten funktioniert.

Wenn Sie die Methode zur Raucherentwöhnung wählen, die für Sie am besten geeignet ist, erhöhen Sie Ihre Erfolgschancen bei der Aufgabe des Rauchens. Denken Sie daran, dass es keine Universalmethode gibt, die für jeden funktioniert, und es ist wichtig, die Methode zu finden, die für Sie persönlich am besten geeignet ist. In den folgenden Kapiteln werden wir mehr Strategien und Tipps behandeln, die Ihnen auf Ihrem Weg zu einem rauchfreien Leben helfen können.

KAPITEL 6: NIKOTINERSATZPROD UKTE

Nikotinersatzprodukte sind Produkte, die Rauchern helfen sollen, mit dem Rauchen aufzuhören, indem sie ihnen eine kontrollierte Dosis Nikotin liefern. In diesem Kapitel erkunden wir die verschiedenen Arten von Nikotinersatzprodukten, die es gibt, wie sie funktionieren und welche Vor- und Nachteile ihre Verwendung mit sich bringt.

6.1 Die verschiedenen Arten von Nikotinersatzprodukten

Es gibt verschiedene Arten von Nikotinersatzprodukten, aus denen Sie je nach Ihren Vorlieben und Bedürfnissen wählen können. Hier sind die wichtigsten Typen:

- Patches: Patches sind Klebevorrichtungen, die Sie auf Ihrer Haut anbringen. Sie geben über den Tag verteilt langsam Nikotin an Ihren Körper ab. Pflaster sind praktisch, da sie keine besonderen Handgriffe erfordern und unauffällig verwendet werden können.

- Kaugummis : Kaugummis sind speziell formulierte Kaugummis, die Nikotin enthalten. Sie kauen den Kaugummi und das Nikotin wird über die Schleimhäute im Mund aufgenommen. Kaugummis sind praktisch, da Sie Ihre Nikotindosis nach Ihren Bedürfnissen steuern können.

- Inhalatoren: Inhalatoren sind Geräte, die einer elektronischen Zigarette ähneln. Sie enthalten eine Nikotinpatrone, die Sie inhalieren und so den Akt des Rauchens simulieren. Inhalatoren bieten eine gestische Alternative für Raucher, die etwas brauchen, das sie zwischen ihren Fingern halten können.

- Lutschtabletten: Lutschtabletten werden im Mund platziert und das Nikotin wird freigesetzt, wenn sie sich auflösen. Sie bieten eine diskrete Option und können in Situationen verwendet werden, in denen das Kauen eines Kaugummis unpraktisch ist.

6.2 Funktionsweise von Nikotinersatzprodukten

Nikotinersatzpräparate funktionieren, indem sie Ihren Körper mit einer kontrollierten Menge Nikotin versorgen, ohne die anderen giftigen Substanzen, die im Zigarettenrauch enthalten sind. Sie helfen dabei, Entzugserscheinungen zu lindern und das Verlangen nach einer Zigarette zu reduzieren.

Das Nikotin aus den Ersatzprodukten wird in Ihrem Körper über die Schleimhäute im Mund, die Haut oder die Lunge aufgenommen, je nachdem, welche Art von Ersatzprodukt Sie verwenden. Es gelangt dann in Ihr Gehirn und bindet sich an die Nikotinrezeptoren, was zur Freisetzung von Dopamin führt, einem Neurotransmitter, der mit Lust und Belohnung in Verbindung steht.

Durch die Bereitstellung einer kontrollierten Dosis Nikotin helfen Nikotinersatzpräparate dabei, Entzugserscheinungen wie

Rauchverlangen, Reizbarkeit und Frustration zu lindern. Sie helfen auch, die Verbindung zwischen Nikotin und den gewohnten Gesten, die mit dem Zigarettenkonsum verbunden sind, zu durchbrechen.

6.3 Vor- und Nachteile von Nikotinersatzpräparaten

Die Verwendung von Nikotinersatzpräparaten hat sowohl Vor- als auch Nachteile. Hier ein Überblick über die wichtigsten Punkte, die es zu beachten gilt:

- Vorteile :

   - Verringerung der Entzugssymptome: Nikotinersatzpräparate helfen, Entzugssymptome wie Rauchverlangen und Reizbarkeit zu mindern, was den Rauchstopp erleichtert.

   - Kontrolle der Nikotindosis: Sie können die Dosierung wählen, die Ihrem Abhängigkeitsgrad entspricht, und sie im Laufe der Zeit schrittweise reduzieren.

   - Verfügbarkeit und Zugänglichkeit: Nikotinersatzpräparate sind weitgehend frei verkäuflich in Apotheken und Geschäften erhältlich und somit leicht zugänglich.

- Nachteile :

   - Aufrechterhaltung der Nikotinabhängigkeit: Die Verwendung von Nikotinersatzprodukten kann die Nikotinabhängigkeit verlängern, wenn auch in weniger schädlichen Formen als das Rauchen von Zigaretten.

   - Mögliche Nebenwirkungen: Bei einigen Nutzern können Nebenwirkungen wie Kopfschmerzen, Übelkeit, Mund- oder Hautreizungen auftreten. Diese Effekte sind in der Regel vorübergehend und verschwinden mit der Zeit.

Es ist wichtig zu beachten, dass Nikotinersatzpräparate keine Wundermittel sind, aber sie können ein wertvolles Hilfsmittel auf Ihrem Weg zur Rauchentwöhnung sein. Sie können Ihnen helfen, mit den Entzugserscheinungen umzugehen und Ihre Nikotinabhängigkeit allmählich zu verringern.

Bevor Sie Nikotinersatzprodukte verwenden, sollten Sie sich von einer medizinischen Fachkraft beraten lassen, um eine auf Ihre Situation zugeschnittene Empfehlung zu erhalten. In den folgenden Kapiteln untersuchen wir weitere Strategien und Ratschläge, die Ihnen helfen können, mit dem Rauchen aufzuhören und ein rauchfreies Leben zu führen.

KAPITEL 7: VERHALTENS- UND KOGNITIVE THERAPIE

Die kognitive Verhaltenstherapie (KVT) ist ein psychologischer Ansatz, der sich im Prozess der Raucherentwöhnung als wirksam erwiesen hat. In diesem Kapitel erkunden wir die Grundlagen der KVT, ihre Anwendung bei der Raucherentwöhnung sowie die Techniken und Werkzeuge, die Ihnen helfen, die Tabakabhängigkeit zu überwinden.

7.1 Die Prinzipien der Verhaltens- und kognitiven Therapie

Die CBT beruht auf der Annahme, dass unsere Gedanken, Gefühle und Verhaltensweisen miteinander verbunden sind. Sie zielt darauf ab, negative oder irrationale Denkmuster, die zur Tabakabhängigkeit beitragen können, zu erkennen und zu verändern.

Hier einige Grundprinzipien der KVT :

- Kognitive Umstrukturierung: Hier geht es darum, die negativen automatischen Gedanken, die mit dem Rauchen verbunden sind, zu identifizieren und sie durch positive und realistische Gedanken zu ersetzen. Anstatt zum Beispiel zu denken "Ich werde nie mit dem Rauchen aufhören können", können Sie sich sagen "Ich habe die Fähigkeit, mit dem Rauchen aufzuhören, und ich kann es schaffen".

- Stressbewältigung: In der CBT werden Techniken zur Stressbewältigung gelehrt, die Ihnen helfen, mit stressigen Situationen umzugehen, ohne zur Zigarette zu greifen. Dazu können Entspannungsübungen, tiefe Atemtechniken oder ablenkende Aktivitäten gehören.

- Positive Verstärkung: Die KVT legt den Schwerpunkt auf die Verstärkung positiver Verhaltensweisen im Zusammenhang mit der Raucherentwöhnung. Dies kann Belohnungen für wichtige Schritte der Entwöhnung oder die Anwendung selbstverstärkender Techniken wie das Führen eines Fortschrittstagebuchs beinhalten.

7.2 Die Anwendung der KVT bei der Raucherentwöhnung

Die KVT kann auf verschiedene Weise eingesetzt werden, um Ihnen beim Aufhören mit dem Rauchen zu helfen. Hier sind einige Beispiele für die Anwendung der KVT bei der Raucherentwöhnung :

- Erkennen von Auslösern: Die KVT hilft Ihnen, die Situationen, Gefühle oder Gewohnheiten zu erkennen, die das Verlangen nach einer Zigarette auslösen. Wenn Sie diese Auslöser erkennen, können Sie Strategien entwickeln, um sie zu vermeiden oder auf gesündere Weise mit ihnen umzugehen.

- Planung von Bewältigungsstrategien: Die KVT hilft Ihnen, Bewältigungsstrategien zu entwickeln, um mit dem Verlangen nach einer Zigarette umzugehen. Dazu können Ablenkungstechniken, die Verwendung von Nikotinersatzpräparaten oder das Einüben alternativer, gesünderer Verhaltensweisen gehören.

- Stärkung der Widerstandskompetenzen: In der KVT lernen Sie, dem Verlangen nach einer Zigarette zu widerstehen, indem Sie Selbstwirksamkeits- und Widerstandskompetenzen entwickeln. Dazu kann das Erlernen von Ablehnungstechniken, das Wiederholen positiver Affirmationen und das Erkennen der Vorteile des Rauchstopps gehören.

7.3 Techniken und Werkzeuge der KVT zur Raucherentwöhnung

Die KVT verwendet eine Vielzahl von Techniken und Werkzeugen, um Ihnen dabei zu helfen, mit dem Rauchen aufzuhören. Hier sind einige gängige Beispiele:

- Gedankentagebuch: Das Führen eines Gedankentagebuchs ermöglicht es Ihnen, Ihre Gedanken zum Thema Rauchen zu notieren und negative oder irrationale Denkmuster zu erkennen. Dies hilft Ihnen, sich Ihrer Gedanken bewusst zu werden und sie auf positivere Weise zu verändern.

- Progressive Exposition: Bei der progressiven Exposition werden Sie auf kontrollierte Weise Situationen ausgesetzt, die das Verlangen nach einer Zigarette auslösen, um Ihre Toleranz zu entwickeln und Ihre Widerstandskompetenzen zu stärken.

- Problemlösungstraining: Diese Technik hilft Ihnen, Probleme beim Rauchstopp zu erkennen und wirksame Lösungen zu finden. Sie regt dazu an, verschiedene Optionen zu erkunden und einen Aktionsplan zur Bewältigung von Hindernissen zu entwickeln.

Die KVT kann allein oder in Kombination mit anderen Methoden zur Raucherentwöhnung, wie z. B. Nikotinersatzpräparaten, angewendet werden. Sie bietet einen umfassenden Ansatz, indem sie sowohl auf die kognitiven als auch auf die verhaltensbezogenen Aspekte der Tabakabhängigkeit abzielt.

Zusammenfassend lässt sich sagen, dass die kognitive Verhaltenstherapie ein wirkungsvoller Ansatz ist, um Ihnen dabei zu helfen, mit dem Rauchen aufzuhören. Indem Sie an Ihren Gedanken, Gefühlen und Verhaltensweisen arbeiten, die mit dem Rauchen zusammenhängen, können Sie Fähigkeiten und Strategien entwickeln, um die Tabakabhängigkeit zu überwinden. In den folgenden Kapiteln erkunden wir weitere Methoden und Tipps, die Sie auf Ihrem Weg zum Rauchstopp unterstützen können.

KAPITEL 8: AKUPUNKTUR UND ANDERE ALTERNATIVE ANSÄTZE

In unserem Bestreben, mit dem Rauchen aufzuhören, sind wir oft bereit, verschiedene Ansätze und Methoden zu erkunden. Akupunktur und andere alternative Ansätze gehören zu den Optionen, die manche Raucher in Betracht ziehen, um ihnen bei der Raucherentwöhnung zu helfen. In diesem Kapitel werden wir die Wirksamkeit der Akupunktur sowie anderer alternativer Ansätze untersuchen und ihre Anwendung im Prozess der Raucherentwöhnung erörtern.

8.1 Akupunktur: eine alte Praxis, um mit dem Rauchen aufzuhören

Akupunktur ist eine Form der traditionellen chinesischen Medizin, bei der dünne Nadeln in bestimmte Punkte des Körpers eingestochen werden. Gemäß der Theorie der Akupunktur sind diese Akupunkturpunkte mit Energiemeridianen verbunden, die stimuliert werden können, um das Gleichgewicht im Körper wiederherzustellen. Im Zusammenhang mit der

Raucherentwöhnung wird Akupunktur häufig eingesetzt, um Entzugserscheinungen und das Verlangen nach einer Zigarette zu reduzieren.

Einige Studien haben darauf hingedeutet, dass Akupunktur für Menschen, die versuchen, mit dem Rauchen aufzuhören, von Vorteil sein kann. Eine im Journal of the American Medical Association veröffentlichte Studie ergab beispielsweise, dass Ohrakupunktur (Akupunktur der Ohren) bei Rauchern, die versuchten, mit dem Rauchen aufzuhören, mit einer deutlichen Verringerung des Verlangens nach einer Zigarette verbunden war. Andere Studien lieferten jedoch gemischte Ergebnisse und es sind weitere Untersuchungen erforderlich, um die Wirksamkeit der Akupunktur bei der Raucherentwöhnung zu bestätigen.

8.2 Alternative Ansätze zur Raucherentwöhnung

Neben der Akupunktur gibt es noch andere alternative Ansätze, die manchmal bei der Raucherentwöhnung eingesetzt werden. Hier einige davon :

- Hypnotherapie: Die Hypnotherapie nutzt Hypnose, um Rauchern zu helfen, ihr Verhalten zu ändern und ihre mit dem Rauchen verbundenen Gedanken zu modifizieren. Sie kann eingesetzt werden, um die Motivation zur Raucherentwöhnung zu stärken, das Verlangen nach Zigaretten zu reduzieren und gesunde Lebensgewohnheiten zu fördern.

- Die Therapie mit Pflanzen : Einige Pflanzen sind für ihre beruhigenden und entspannenden Eigenschaften bekannt, was bei der Verringerung von Stress und dem Verlangen nach einer Zigarette von Vorteil sein kann. Beispielsweise werden Passionsblume, Baldrian und Melisse häufig verwendet, um bei der Linderung von Entzugserscheinungen zu helfen.

- Gruppentherapien und soziale Unterstützung: Die Teilnahme an Selbsthilfegruppen oder Gruppenprogrammen zur Raucherentwöhnung kann emotionale Unterstützung, praktische Ratschläge und die Möglichkeit bieten, Erfahrungen mit anderen Menschen auszutauschen, die sich in der gleichen Situation befinden.

Es ist wichtig zu beachten, dass diese alternativen Ansätze nicht unbedingt für jeden geeignet sind und ihre Wirksamkeit von Person zu Person variieren kann. Es wird empfohlen, dass Sie sich an einen qualifizierten Arzt oder Heilpraktiker wenden, um alternative Optionen zu besprechen und festzustellen, welche für Sie am besten geeignet sein könnten.

Zusammenfassend lässt sich sagen, dass Akupunktur und andere alternative Ansätze als potenzielle Ergänzungen im Prozess der Raucherentwöhnung betrachtet werden können. Obwohl es nur begrenzte Belege für ihre Wirksamkeit gibt, haben einige Menschen diese Methoden als hilfreich empfunden, um Entzugssymptome und das Verlangen nach einer Zigarette zu reduzieren. Es ist jedoch wichtig, individuelle Unterschiede zu berücksichtigen und qualifizierte Gesundheitsfachkräfte zu konsultieren, um eine persönliche Beratung zu erhalten. In den folgenden Kapiteln werden wir weitere Strategien und Tipps erkunden, die Ihnen helfen können, Ihr Ziel eines rauchfreien Lebens zu erreichen.

KAPITEL 9: UMGANG MIT ENTZUGSERSCHEINUN GEN

Wenn Sie mit dem Rauchen aufhören, können Sie mit einer Reihe von Entzugssymptomen konfrontiert werden, die den Prozess erschweren können. In diesem Kapitel gehen wir auf diese Symptome ein und geben Ihnen praktische Tipps, wie Sie effektiv mit ihnen umgehen können, um Ihre Erfolgschancen bei der Raucherentwöhnung zu maximieren.

9.1 Häufige Entzugserscheinungen

Die Raucherentwöhnung kann zu verschiedenen körperlichen und emotionalen Symptomen führen. Hier sind einige der häufigsten Symptome, die Ihnen begegnen können:

- Rauchverlangen: Das Verlangen nach einer Zigarette ist eines der häufigsten Symptome des Entzugs. Sie können jederzeit auftreten und in ihrer Intensität variieren. Es ist wichtig zu verstehen, dass das Verlangen vorübergehend ist und schließlich mit der Zeit nachlassen wird.

- Reizbarkeit und Unruhe: Wenn Sie mit dem Rauchen aufhören, kann Ihr emotionales Gleichgewicht gestört werden, was zu Reizbarkeit, Unruhe und sogar Angstzuständen führen kann. Es ist wichtig, dass Sie Techniken zur Stressbewältigung finden, um mit diesen Emotionen umzugehen.

- Körperliche Symptome: Sie können körperliche Symptome wie Kopfschmerzen, Müdigkeit, Schlafstörungen, erhöhten Appetit, Schwindel, verstärkten Husten oder das Gefühl eines gereizten Rachens verspüren. Diese Symptome sind vorübergehend und Teil des Heilungsprozesses Ihres Körpers.

- Nachlassende Konzentration: Einige Raucher berichten von einer vorübergehenden Abnahme ihrer Fähigkeit, sich zu konzentrieren und sich an bestimmte Informationen zu erinnern. Dies kann darauf zurückzuführen sein, dass sich Ihr Gehirn an das Fehlen von Nikotin anpasst.

9.2 Strategien zum Umgang mit Entzugssymptomen

Glücklicherweise gibt es wirksame Strategien, um mit den Entzugssymptomen umzugehen und sie erträglicher zu machen. Hier sind einige praktische Tipps :

- Pflegen Sie einen gesunden Lebensstil: Die Aufrechterhaltung einer ausgewogenen Ernährung, regelmäßige Bewegung und ausreichend Schlaf können helfen, die Entzugssymptome zu verringern. Diese gesunden Gewohnheiten tragen auch dazu bei, Ihre körperliche und geistige Widerstandskraft zu stärken.

- Finden Sie Ablenkungen: Wenn Sie das Verlangen nach einer Zigarette verspüren, beschäftigen Sie Ihren Geist mit ablenkenden

Aktivitäten. Das kann ein Spaziergang sein, die Ausübung eines Hobbys, das Lesen eines interessanten Buches oder das Hören von beruhigender Musik.

- Verwenden Sie Entspannungstechniken: Entspannung kann helfen, Reizbarkeit und Unruhe zu lindern. Probieren Sie tiefe Atemtechniken, Meditation, Yoga oder Achtsamkeitspraxis aus, um sich zu entspannen und zu beruhigen.

- Finden Sie soziale Unterstützung: Erzählen Sie Ihren Angehörigen von Ihrem Vorhaben, mit dem Rauchen aufzuhören, und suchen Sie soziale Unterstützung. Treten Sie Selbsthilfegruppen bei, teilen Sie Ihre Erfahrungen und tauschen Sie Ratschläge mit anderen Menschen aus, die sich in der gleichen Situation befinden. Die Unterstützung durch andere kann eine entscheidende Rolle für Ihren Erfolg spielen.

- Verwenden Sie Nikotinersatzpräparate: Nikotinersatzpräparate wie Pflaster, Kaugummi oder Inhalatoren können helfen, das Verlangen nach einer Zigarette zu lindern und Entzugserscheinungen zu reduzieren. Sprechen Sie mit Ihrem Gesundheitsexperten, um herauszufinden, welche Option für Sie am besten geeignet ist.

9.3 Seien Sie geduldig und beharrlich

Es ist wichtig, daran zu denken, dass die Entzugserscheinungen vorübergehend sind und allmählich nachlassen werden, wenn sich Ihr Körper an den Verzicht auf Nikotin gewöhnt. Seien Sie geduldig mit sich selbst und lassen Sie sich nicht entmutigen, wenn Sie auf Schwierigkeiten stoßen. Verwenden Sie weiterhin die Strategien, die für Sie funktionieren, und seien Sie stolz auf jeden Schritt, den Sie auf Ihrem Weg zu einem rauchfreien Leben machen.

Zusammenfassend lässt sich sagen, dass der Umgang mit Entzugssymptomen ein wesentlicher Schritt auf Ihrem Weg zur Raucherentwöhnung ist. Indem Sie Techniken zur Stressbewältigung anwenden, einen gesunden Lebensstil pflegen, Ablenkung finden und soziale Unterstützung suchen, können Sie die Auswirkungen der Symptome minimieren und Ihre Erfolgschancen erhöhen. In den folgenden Kapiteln werden wir weitere wichtige Aspekte auf Ihrem Weg zur Raucherentwöhnung behandeln.

KAPITEL 10: MOTIVATION UND WILLENSKRAFT STÄRKEN

Wenn Sie sich auf den Weg machen, mit dem Rauchen aufzuhören, sind eine starke Motivation und ein fester Wille von entscheidender Bedeutung. In diesem Kapitel werden wir verschiedene Strategien zur Stärkung Ihrer Motivation und Entschlossenheit erkunden, die Ihnen helfen, Herausforderungen zu bewältigen und Ihr Engagement für ein rauchfreies Leben aufrechtzuerhalten.

10.1 Ihre persönliche Motivation verstehen

Der erste Schritt zur Stärkung Ihrer Motivation besteht darin, zu verstehen, warum Sie mit dem Rauchen aufhören wollen. Nehmen Sie sich einen Moment Zeit, um über Ihre persönlichen Gründe nachzudenken. Geht es darum, Ihre Gesundheit zu verbessern? Ihre Lieben vor den Gefahren des Passivrauchens schützen? Geld zu sparen? Ihr Aussehen zu verbessern? Erkennen Sie Ihre tieferen Beweggründe und erinnern Sie sich regelmäßig daran, wenn Sie auf Schwierigkeiten stoßen.

10.2 Klare und realistische Ziele setzen

Um Ihre Motivation aufrechtzuerhalten, ist es wichtig, dass Sie sich klare und realistische Ziele setzen. Bestimmen Sie, was Sie erreichen wollen, und erstellen Sie einen konkreten Aktionsplan. Setzen Sie z. B. ein Stoppdatum fest, definieren Sie Zwischenschritte und belohnen Sie sich, wenn Sie diese Ziele erreichen. Klare Ziele zu haben gibt Ihnen eine Richtung vor und ermöglicht es Ihnen, Ihren Fortschritt zu messen.

10.3 Ihren Erfolg visualisieren

Visualisierung ist eine starke Technik, um Ihre Motivation zu stärken. Nehmen Sie sich jeden Tag einige Augenblicke Zeit, um sich Ihr Leben als Nichtraucher vorzustellen. Stellen Sie sich vor, wie Sie Aktivitäten nachgehen, die Ihnen Spaß machen, wie Sie gesund sind und wie Sie den Stolz empfinden, dass Sie es geschafft haben, mit dem Rauchen aufzuhören. Diese positive Visualisierung stärkt Ihre Motivation und hilft Ihnen, sich auf Ihr Ziel zu konzentrieren.

10.4 Positive Affirmationen verwenden

Positive Affirmationen sind positive Aussagen, die Sie sich regelmäßig wiederholen, um Ihr Selbstvertrauen und Ihre Motivation zu stärken. Sagen Sie sich zum Beispiel Sätze wie "Ich bin in der Lage, mit dem Rauchen aufzuhören", "Ich bin entschlossen, auf meine Gesundheit zu achten" oder "Ich bin auf dem Weg, ein Nichtraucher zu werden". Wiederholen Sie diese Affirmationen jeden Tag, um Ihre positive Einstellung zu stärken.

10.5 Soziale Unterstützung finden

Soziale Unterstützung ist wichtig, um Ihre Motivation und Ihren Willen zu stärken. Erzählen Sie Ihren Angehörigen, Freunden und der Familie von Ihrem Vorhaben, mit dem Rauchen aufzuhören. Schließen Sie sich Selbsthilfegruppen oder Gruppenprogrammen zur Raucherentwöhnung an. Die Unterstützung durch andere, die die gleiche Erfahrung machen, kann Sie ermutigen, motivieren und Ihnen ein Gefühl der Zugehörigkeit geben.

10.6 Vermeiden von Risikosituationen

Ermitteln Sie Risikosituationen, die Ihre Motivation und Willenskraft beeinträchtigen könnten. Wenn Sie z. B. die Angewohnheit haben, beim morgendlichen Kaffee zu rauchen, ziehen Sie in Erwägung, Ihre Routine zu ändern und stattdessen eine Tasse Tee zu trinken. Meiden Sie Orte, an denen Sie zum Rauchen verleitet wurden, und halten Sie sich eine Zeit lang von Rauchern fern. Schaffen Sie ein Umfeld, das Ihren Erfolg fördert.

10.7 Sich selbst belohnen

Belohnen Sie sich regelmäßig, wenn Sie wichtige Meilensteine auf Ihrem Weg zur Raucherentwöhnung erreichen. Legen Sie kleine Belohnungen für sich selbst fest, z. B. etwas kaufen, das Sie mögen, einen besonderen Ausflug planen oder sich eine Auszeit gönnen. Diese Belohnungen stärken Ihre Motivation und geben Ihnen etwas, auf das Sie sich freuen können.

Zusammenfassend lässt sich sagen, dass die Stärkung Ihrer Motivation und Ihres Willens entscheidend für den Erfolg Ihrer Bemühungen ist, mit dem Rauchen aufzuhören. Indem Sie Ihre persönlichen Motive verstehen, sich klare Ziele setzen, Visualisierungstechniken und positive Affirmationen anwenden, soziale Unterstützung finden und Risikosituationen vermeiden, können Sie Ihre Entschlossenheit stärken und Ihre Erfolgschancen erhöhen. Erinnern Sie sich weiterhin an die Vorteile eines rauchfreien Lebens und seien Sie stolz auf jeden Schritt, den Sie auf dem Weg zu dieser neuen Realität machen.

KAPITEL 11:
VERMEIDEN VON
FALLEN UND
RÜCKFÄLLEN

Wenn Sie mit dem Rauchen aufhören, ist es wichtig, wachsam zu bleiben und auf Fallen und Situationen zu achten, die Sie zu einem Rückfall verleiten könnten. In diesem Kapitel gehen wir auf die häufigsten Fallen ein, in die Sie geraten können, und geben Ihnen praktische Tipps, wie Sie diese vermeiden können, damit Sie Ihr Engagement für ein rauchfreies Leben aufrechterhalten können.

11.1 Häufige Fallstricke erkennen

Es ist sehr wichtig, die Fallen zu kennen, die dazu führen können, dass Sie rückfällig werden. Hier sind einige der häufigsten Fallen, auf die Menschen, die mit dem Rauchen aufhören, stoßen können:

- Soziale Situationen: Gesellschaftliche Ereignisse, Ausflüge mit Freunden oder Partys können schwierige Situationen sein, in denen die Versuchung zum Rauchen besteht. Es ist wichtig, sich dieser Situationen bewusst zu sein und Strategien für den Umgang mit ihnen zu planen.

- Stress: Stress kann ein Hauptauslöser für das Verlangen nach einer Zigarette sein. Wenn Sie mit stressigen Situationen konfrontiert werden, ist es wichtig, dass Sie gesunde Wege finden, um mit Stress umzugehen, wie z. B. Entspannung, körperliche Betätigung oder Meditation.

- Geistige Assoziationen: Nachdem Sie über einen längeren Zeitraum geraucht haben, können Sie bestimmte Aktivitäten oder Tageszeiten mit der Zigarette in Verbindung bringen. Beispielsweise rauchen Sie nach einer Mahlzeit oder zu einer Tasse Kaffee. Es ist entscheidend, diese mentalen Assoziationen zu durchbrechen, indem Sie sich neue Gewohnheiten aneignen und gesunde Ersatzstoffe finden.

- Gefühle der Entbehrung: Manchmal, wenn Sie mit dem Rauchen aufhören, empfinden Sie vielleicht ein Gefühl der Entbehrung, als ob Sie auf etwas Angenehmes verzichten würden. Es ist wichtig, dass Sie Ihre Wahrnehmung ändern und sich auf die vielen Vorteile und Freiheiten konzentrieren, die Sie als Nichtraucher gewinnen.

11.2 Vermeidungsstrategien entwickeln

Sobald Sie potenzielle Fallstricke identifiziert haben, ist es an der Zeit, Strategien zu entwickeln, um sie zu vermeiden. Hier sind einige praktische Tipps:

- Vermeiden Sie Risikosituationen: Wenn Sie wissen, dass eine bestimmte Situation das Verlangen nach einer Zigarette auslösen kann, vermeiden Sie diese Situation so weit wie möglich, zumindest in der ersten Zeit Ihres Rauchstopps. Wenn das nicht möglich ist, bereiten Sie sich im Voraus mit Techniken zur

Stressbewältigung und gesunden Ablenkungen vor.

- Verwenden Sie Ablenkungstechniken: Wenn Sie versucht sind zu rauchen, finden Sie eine ablenkende Aktivität, um Ihren Geist zu beschäftigen. Das kann sein, ein paar Atemübungen zu machen, einen schnellen Spaziergang zu machen, ein interessantes Buch zu lesen oder Musik zu hören.

- Suchen Sie sich soziale Unterstützung: Soziale Unterstützung ist wertvoll, um Rückfälle zu verhindern. Sprechen Sie mit Ihrer Familie und Ihren Freunden offen über Ihren Rauchstopp oder schließen Sie sich einer Selbsthilfegruppe an. Ihre Schwierigkeiten mitzuteilen und Ermutigung zu erhalten, kann Ihnen helfen, motiviert zu bleiben und Rückfälle zu vermeiden.

- Lernen Sie, mit dem Verlangen nach einer Zigarette umzugehen: Das Verlangen nach einer Zigarette kann intensiv sein, aber es ist nur vorübergehend. Lernen Sie Techniken zur Bewältigung des Verlangens, z. B. tiefes Atmen, progressive Muskelentspannung oder Visualisierung. Je öfter Sie diese Techniken üben, desto besser werden Sie Ihr Verlangen kontrollieren können.

11.3 Begegnen Sie Rückfällen mit Mitgefühl

Trotz all Ihrer Bemühungen kann es sein, dass Sie einen Rückfall erleben. Es ist wichtig, dass Sie Mitgefühl mit sich selbst haben und nicht streng über sich urteilen. Ein Rückfall bedeutet nicht, dass Sie versagt haben, sondern lediglich, dass Sie auf Ihrem Weg auf ein Hindernis gestoßen sind. Erkennen Sie, was zum Rückfall geführt hat, lernen Sie daraus und nehmen Sie Ihren Weg zur Raucherentwöhnung entschlossen wieder auf.

Zusammenfassend lässt sich sagen, dass die Vermeidung

von Fallen und Rückfällen ein Schlüsselelement für die Aufrechterhaltung Ihres Engagements für ein rauchfreies Leben ist. Indem Sie häufige Fallen erkennen, Vermeidungsstrategien entwickeln und soziale Unterstützung finden, erhöhen Sie Ihre Erfolgschancen. Denken Sie daran, dass jeder rauchfreie Tag ein Sieg ist und dass Sie auf dem richtigen Weg sind, Ihr Ziel eines gesünderen Lebens ohne Tabakabhängigkeit zu erreichen.

KAPITEL 12: SOZIALE UND FAMILIÄRE UNTERSTÜTZUNG

Wenn Sie sich dazu entschließen, mit dem Rauchen aufzuhören, kann die soziale und familiäre Unterstützung eine entscheidende Rolle für Ihren Erfolg spielen. In diesem Kapitel untersuchen wir, wie wichtig soziale Unterstützung ist, wie Sie sie erhalten und wie Sie sie in Ihre Bemühungen, mit dem Rauchen aufzuhören, einbeziehen können.

12.1 Die Bedeutung von sozialer Unterstützung verstehen

Soziale Unterstützung ist von entscheidender Bedeutung, wenn es darum geht, eine so schwierige Gewohnheit wie das Rauchen aufzugeben. Sie kann Ihnen helfen, motiviert zu bleiben, Hindernisse zu überwinden und Ihr Engagement für ein rauchfreies Leben aufrechtzuerhalten. Soziale Unterstützung kann von Ihrer Familie, Ihren Freunden, Ihren Arbeitskollegen oder von Selbsthilfegruppen kommen, die sich der Raucherentwöhnung widmen.

12.2 Offen mit Ihren Mitmenschen kommunizieren

Der erste Schritt, um soziale Unterstützung zu erhalten, besteht darin, offen mit Ihrem Umfeld zu kommunizieren. Sprechen Sie mit Ihrer Familie, Ihren Freunden und Verwandten über Ihre Entscheidung, mit dem Rauchen aufzuhören. Erklären Sie ihnen, warum das für Sie wichtig ist und wie sie Sie unterstützen können. Seien Sie ehrlich über Ihre Herausforderungen und Sorgen und bitten Sie sie um ihre Hilfe und ihr Verständnis.

12.3 Familie und Freunde einbeziehen

Ihre Familie und Ihre Freunde können eine aktive Rolle bei Ihrem Versuch spielen, mit dem Rauchen aufzuhören. Hier sind einige Möglichkeiten, wie Sie sie einbeziehen können:

- Bitten Sie sie, Verbündete zu sein: Bitten Sie Ihre Angehörigen, Ihre Verbündeten bei der Aufgabe des Rauchens zu sein. Sie können Sie ermutigen, Sie daran erinnern, warum Sie sich entschieden haben aufzuhören, und Ihnen helfen, riskante Situationen zu vermeiden.

- Legen Sie gemeinsam gesunde Routinen fest: Beziehen Sie Ihre Familie und Freunde in die Entwicklung neuer gesunder Routinen ein. Organisieren Sie z. B. Ausflüge, die nichts mit Rauchen zu tun haben, treiben Sie gemeinsam Sport oder planen Sie Aktivitäten, die nicht mit dem Rauchen in Verbindung gebracht werden.

- Finden Sie einen Partner für die Raucherentwöhnung: Wenn jemand aus Ihrer Familie ebenfalls raucht und aufhören möchte, sollten Sie erwägen, sich gegenseitig als Partner für die Raucherentwöhnung zu unterstützen. Sie können Ihre Erfahrungen austauschen, sich gegenseitig ermutigen und Ihre Erfolge gemeinsam feiern.

12.4 Sich Selbsthilfegruppen anschließen

Selbsthilfegruppen sind wertvolle Ressourcen, um die soziale Unterstützung zu erhalten, die Sie brauchen, wenn Sie mit dem Rauchen aufhören wollen. Suchen Sie nach lokalen Selbsthilfegruppen oder Online-Gemeinschaften, die sich mit dem Thema Raucherentwöhnung befassen. Diese Gruppen bieten Ihnen einen Raum, in dem Sie Ihre Erfahrungen austauschen, praktische Ratschläge erhalten und die Ermutigung finden können, die Sie brauchen.

12.5 Online-Anwendungen und -Plattformen nutzen

Apps und Online-Plattformen können ebenfalls hervorragende Hilfsmittel sein, um soziale Unterstützung zu erhalten. Es gibt mobile Anwendungen, die speziell dafür entwickelt wurden, Menschen beim Aufhören mit dem Rauchen zu helfen. Sie bieten Funktionen wie die Überwachung des Fortschritts, Ratschläge, Erinnerungen und die Möglichkeit, sich mit anderen Personen zu verbinden, die ebenfalls versuchen, mit dem Rauchen aufzuhören.

Zusammenfassend lässt sich sagen, dass die soziale und familiäre Unterstützung ein Schlüsselelement bei Ihrem Versuch ist, mit dem Rauchen aufzuhören. Indem Sie offen mit Ihrem Umfeld kommunizieren, es aktiv in Ihren Prozess einbeziehen, sich Selbsthilfegruppen anschließen und Online-Anwendungen und -Plattformen nutzen, umgeben Sie sich mit einer unterstützenden Gemeinschaft, die Sie ermutigt und motiviert. Denken Sie daran, dass Sie auf Ihrem Weg zur Raucherentwöhnung nicht allein sind und dass Sie Menschen haben, die bereit sind, Sie auf jedem Schritt des Weges zu unterstützen.

KAPITEL 13: NEUE LEBENSGEWOHNHEIT EN ANNEHMEN

Wenn Sie mit dem Rauchen aufhören, ist es wichtig, neue Lebensgewohnheiten anzunehmen, die ein gesundes Leben fernab des Tabaks fördern. In diesem Kapitel werden wir verschiedene Gewohnheiten untersuchen, die Sie in Ihren Alltag integrieren können, um Ihren Rauchstopp zu stärken und Ihnen zu helfen, Ihr Engagement langfristig aufrechtzuerhalten.

13.1 Die Bedeutung gesunder Lebensgewohnheiten

Gesunde Lebensgewohnheiten sind ein wesentlicher Aspekt bei Ihrem Versuch, mit dem Rauchen aufzuhören. Sie tragen dazu bei, Ihre allgemeine Gesundheit zu stärken, das Verlangen nach einer Zigarette zu verringern und Ihre Motivation aufrechtzuerhalten. Wenn Sie sich neue, positive Gewohnheiten aneignen, können Sie die alte Gewohnheit des Rauchens durch Verhaltensweisen ersetzen, die Ihrem körperlichen und geistigen Wohlbefinden förderlich sind.

13.2 Bewegung in Ihren Alltag integrieren

Regelmäßige körperliche Betätigung kann Ihnen bei der Aufgabe des Rauchens eine große Hilfe sein. Sie hilft Ihnen nicht nur, das Verlangen nach einer Zigarette zu reduzieren, sondern verbessert auch Ihre Stimmung, Ihre Energie und Ihre allgemeine Gesundheit. Versuchen Sie, mindestens 30 Minuten mäßige bis intensive körperliche Aktivität in Ihren Tag einzubauen. Sie können sich für Gehen, Laufen, Schwimmen, Radfahren oder jede andere Aktivität entscheiden, die Ihnen Spaß macht. Finden Sie heraus, was Ihnen am besten liegt, und machen Sie es zu einer regelmäßigen Gewohnheit.

13.3 Eine ausgewogene Ernährung anstreben

Eine ausgewogene Ernährung spielt eine Schlüsselrolle bei Ihrem Versuch, mit dem Rauchen aufzuhören. Essen Sie gesunde und ausgewogene Mahlzeiten mit Obst, Gemüse, magerem Eiweiß und Vollkornprodukten. Vermeiden Sie verarbeitete Lebensmittel mit hohem Zucker- und Fettgehalt. Wenn Sie das Verlangen nach einer Zigarette verspüren, entscheiden Sie sich für gesunde Snacks wie frisches Obst, geschnittenes Gemüse oder Nüsse.

13.4 Gesunder Umgang mit Stress

Stress kann ein Hauptauslöser für das Verlangen nach einer Zigarette sein. Lernen Sie, auf gesunde Weise mit Stress umzugehen, indem Sie Entspannungstechniken wie Meditation, tiefes Atmen oder Yoga anwenden. Finden Sie auch Aktivitäten, die Ihnen helfen, sich zu entspannen und sich abzulenken, z. B. Lesen, Musik hören, Zeichnen oder Gartenarbeit. Wenn Sie Momente der Entspannung und des Genusses in Ihren Alltag einbauen, reduzieren Sie Stress und stärken Ihre Resilienz gegenüber dem Verlangen nach einer Zigarette.

13.5 Ausreichend Schlaf

Schlaf ist für Ihr allgemeines Wohlbefinden und für die Aufrechterhaltung Ihres Engagements bei der Raucherentwöhnung von entscheidender Bedeutung. Versuchen Sie, eine regelmäßige Schlafroutine einzuhalten und jede Nacht ausreichend zu schlafen. Vermeiden Sie Bildschirme vor dem Schlafengehen, schaffen Sie eine schlaffördernde Umgebung und üben Sie Entspannungstechniken, die Ihnen helfen, leichter einzuschlafen. Ein guter Schlaf sorgt dafür, dass Sie energiegeladener und konzentrierter sind und dem Verlangen nach einer Zigarette widerstehen können.

13.6 Neue Aktivitäten und Hobbys finden

Ersetzen Sie die Gewohnheit des Rauchens durch neue Aktivitäten und Hobbys, die Ihnen Freude bereiten. Suchen Sie sich Hobbys, die Ihre Kreativität fördern, z. B. Malen, Tanzen, Fotografieren oder Schreiben. Beteiligen Sie sich an sozialen Aktivitäten, treten Sie Vereinen oder Gruppen bei, die Ihre Interessen teilen. Wenn Sie neue Leidenschaften erforschen und sich in Aktivitäten engagieren, die Sie begeistern, werden Sie weniger Zeit und Interesse für Zigaretten haben.

Zusammenfassend lässt sich sagen, dass die Einführung neuer, gesunder Lebensgewohnheiten von entscheidender Bedeutung ist, um Ihre Bemühungen, mit dem Rauchen aufzuhören, zu stärken. Indem Sie körperliche Bewegung, eine ausgewogene Ernährung, Stressbewältigung, ausreichenden Schlaf und neue Aktivitäten in Ihren Alltag integrieren, schaffen Sie ein Umfeld, das ein rauchfreies Leben begünstigt. Diese neuen Gewohnheiten werden Ihnen helfen, motiviert zu bleiben, das Verlangen nach einer Zigarette zu reduzieren und Ihr Engagement langfristig aufrechtzuerhalten.

KAPITEL 14: STRESS UND EMOTIONEN OHNE TABAK BEWÄLTIGEN

Wenn Sie mit dem Rauchen aufhören, ist es wichtig, Strategien zu entwickeln, um mit Stress und Emotionen umzugehen, ohne zur Zigarette zu greifen. In diesem Kapitel untersuchen wir verschiedene Techniken und Ansätze, um Stress und Emotionen effektiv zu bewältigen und Ihnen so zu helfen, Ihren Weg zum Rauchstopp beizubehalten.

14.1 Den Zusammenhang zwischen Rauchen, Stress und Emotionen verstehen

Es kommt häufig vor, dass Raucher die Zigarette als Mittel zur Bewältigung von Stress und negativen Gefühlen einsetzen. Es ist jedoch wichtig zu verstehen, dass das Rauchen diese Probleme nicht wirklich löst, sondern vielmehr eine Abhängigkeit schafft, die die Situation langfristig verschlimmert. Wenn Sie mit dem Rauchen aufhören, geben Sie sich selbst die Chance, neue, gesündere Wege zu lernen, um mit Stress und Emotionen umzugehen.

14.2 Techniken zur Stressbewältigung praktizieren

Stressbewältigung ist wichtig, um zu verhindern, dass Sie dem Verlangen nach einer Zigarette nachgeben. Es gibt viele wirksame Techniken zur Stressbewältigung, darunter Meditation, tiefes Atmen, Yoga, progressive Muskelentspannung und Visualisierung. Probieren Sie verschiedene Methoden aus und finden Sie heraus, welche für Sie am besten geeignet ist. Üben Sie diese Techniken regelmäßig, um Stress abzubauen und Ihre Fähigkeit zu steigern, die Herausforderungen eines rauchfreien Lebens zu bewältigen.

14.3 Emotionen auf gesunde Weise ausdrücken

Das Aufhören mit dem Rauchen kann manchmal zu einer Zunahme der Emotionen führen, da Sie lernen, die täglichen Herausforderungen zu bewältigen, ohne sich auf die Zigarette zu stützen. Lernen Sie, Ihre Gefühle auf gesunde und konstruktive Weise auszudrücken. Sie können in ein Tagebuch schreiben, mit einem vertrauenswürdigen Freund sprechen, sich künstlerisch betätigen oder an Selbsthilfegruppen teilnehmen, in denen Sie Ihre Erfahrungen mit anderen Menschen teilen können, die sich in einer ähnlichen Situation befinden.

14.4 Entspannungstechniken anwenden

Entspannungstechniken sind eine gute Möglichkeit, Stress und Emotionen ohne Tabak zu bewältigen. Probieren Sie entspannende Aktivitäten aus, z. B. ein heißes Bad nehmen, beruhigende Musik hören, in der Natur spazieren gehen, Gartenarbeit betreiben oder ein gutes Buch lesen. Nehmen Sie sich jeden Tag Zeit zum Entspannen und machen Sie diese Momente zu einer Priorität in Ihrem Tagesablauf.

14.5 Regelmäßig Sport treiben

Regelmäßige Bewegung ist nicht nur gut für Ihre körperliche Gesundheit, sondern auch für Ihr geistiges und emotionales Wohlbefinden. Wenn Sie sich bewegen, setzt Ihr Körper Endorphine frei, chemische Substanzen, die Ihre Stimmung aufhellen und Stress abbauen. Wählen Sie eine körperliche Aktivität, die Ihnen Spaß macht, z. B. Gehen, Laufen, Tanzen, Schwimmen oder Radfahren, und üben Sie sie regelmäßig aus. Sie werden feststellen, dass regelmäßige Bewegung Ihnen hilft, mit Emotionen umzugehen und Ihr Engagement für ein rauchfreies Leben aufrechtzuerhalten.

14.6 Soziale Unterstützung finden

Soziale Unterstützung ist wichtig, um mit Stress und Emotionen umzugehen, wenn Sie mit dem Rauchen aufhören wollen. Umgeben Sie sich mit positiven und ermutigenden Menschen, die Sie bei Ihrer Entscheidung, mit dem Rauchen aufzuhören, unterstützen. Schließen Sie sich Selbsthilfegruppen an, nehmen Sie an Gruppentherapiesitzungen teil oder nutzen Sie Apps und Online-Plattformen, die Unterstützung und Beratung bieten. Über Ihre Gefühle mit anderen Menschen zu sprechen, die verstehen, was Sie durchmachen, kann sehr hilfreich sein.

Zusammenfassend lässt sich sagen, dass der Umgang mit Stress und Emotionen ohne Tabak entscheidend dafür ist, dass Sie Ihre Bemühungen, mit dem Rauchen aufzuhören, aufrechterhalten können. Wenn Sie Techniken zur Stressbewältigung anwenden, Ihre Gefühle auf gesunde Weise ausdrücken, Entspannungstechniken anwenden, regelmäßig Sport treiben und soziale Unterstützung finden, stärken Sie Ihre Fähigkeit, die Herausforderungen des Lebens zu bewältigen, ohne auf Zigaretten zurückzugreifen. Erforschen Sie weiterhin verschiedene Ansätze und finden Sie heraus, welche für Sie am besten funktionieren.

KAPITEL 15: DIE FREIHEIT BEWAHREN: RÜCKFÄLLEN VORBEUGEN

Wenn Sie erfolgreich mit dem Rauchen aufgehört haben, ist es wichtig, Maßnahmen zu ergreifen, um Ihre Freiheit vom Tabak zu erhalten und Rückfälle zu verhindern. In diesem letzten Kapitel werden wir Strategien und Ratschläge erkunden, um Ihren Rauchstopp zu festigen und einen Rückfall in die Gewohnheit des Rauchens zu vermeiden.

15.1 Die Risikofaktoren für einen Rückfall verstehen

Es ist wichtig, die Risikofaktoren für einen Rückfall zu verstehen, um ihn besser vorhersehen und vorbeugende Maßnahmen ergreifen zu können. Einige häufige Faktoren sind Stress, soziale Situationen, plötzliches Verlangen, Erinnerungen, die mit dem Rauchen verbunden sind, und negative Emotionen. Erkennen Sie die Risikofaktoren, die für Sie persönlich relevant sind, und seien Sie bereit, proaktiv gegen sie vorzugehen.

15.2 Ihre Anpassungsfähigkeit stärken

Einer der Schlüssel zur Verhinderung von Rückfällen ist die Entwicklung starker Bewältigungsfähigkeiten. Lernen Sie Strategien zur Stressbewältigung, Problemlösung und Entscheidungsfindung, um mit den Herausforderungen, die sich Ihnen stellen, umgehen zu können. Je mehr Sie sich in der Lage fühlen, schwierige Situationen zu bewältigen, ohne zur Zigarette zu greifen, desto widerstandsfähiger werden Sie gegen Versuchungen und Gelüste sein.

15.3 Vermeiden von Auslösern

Ermitteln Sie die Auslöser, die Sie zum Rauchen verleiten, und ergreifen Sie Maßnahmen, um diese Auslöser so weit wie möglich zu vermeiden. Dazu können soziale Situationen gehören, in denen andere rauchen, Orte, an denen Sie gewöhnlich rauchen, Aktivitäten, die mit Tabak zu tun haben, oder besondere Stressmomente. Wenn Sie bestimmte Auslöser nicht vollständig vermeiden können, planen Sie alternative Strategien, um mit ihnen umzugehen, z. B. Entspannungstechniken oder die Verwendung von Nikotinersatzprodukten.

15.4 Aufrechterhaltung eines gesunden Lebensstils

Ein gesunder Lebensstil ist entscheidend, um Ihre Freiheit vom Rauchen zu erhalten. Halten Sie weiterhin an ausgewogenen Ernährungsgewohnheiten fest, treiben Sie regelmäßig Sport und gehen Sie auf gesunde Weise mit Stress um. Achten Sie auch auf ausreichend Schlaf und kümmern Sie sich um Ihre geistige Gesundheit, indem Sie Aktivitäten nachgehen, die Ihnen Freude bereiten und Ihr Wohlbefinden steigern. Ein gesunder Körper und ein gesunder Geist stärken Ihre Widerstandsfähigkeit gegenüber dem Verlangen nach einer Zigarette.

15.5 Mit möglichen Rückfällen umgehen

Trotz all Ihrer Bemühungen kann es vorkommen, dass Sie einen Rückfall erleiden. Sollte dies geschehen, lassen Sie sich nicht entmutigen und betrachten Sie es nicht als Misserfolg. Nutzen Sie diese Erfahrung vielmehr als Gelegenheit, um zu lernen und Ihre Entschlossenheit, mit dem Rauchen aufzuhören, zu stärken. Analysieren Sie die Umstände, die zu dem Rückfall geführt haben, und überlegen Sie sich Strategien, wie Sie diese in Zukunft vermeiden können. Scheuen Sie sich nicht, Ihr Umfeld um Unterstützung zu bitten, sich einer Selbsthilfegruppe anzuschließen oder einen Gesundheitsexperten zu konsultieren.

15.6 Ihre Erfolge feiern

Vergessen Sie nicht, jeden Schritt auf Ihrem Weg zur Rauchfreiheit zu feiern. Egal, ob es eine Woche, ein Monat, ein Jahr oder mehr ist, jeder rauchfreie Tag ist ein Sieg. Belohnen Sie sich auf eine Art und Weise, die nichts mit dem Rauchen zu tun hat, z. B. mit einem Ausflug mit Freunden, einem Moment der Entspannung oder dem Kauf einer kleinen Freude für sich selbst. Das Feiern Ihrer Erfolge motiviert Sie und erinnert Sie daran, warum Sie sich für ein rauchfreies Leben entschieden haben.

Zusammenfassend lässt sich sagen, dass die Aufrechterhaltung Ihrer Freiheit vom Tabak und die Vermeidung von Rückfällen Wachsamkeit und Engagement erfordert. Wenn Sie die Risikofaktoren verstehen, Ihre Bewältigungskompetenzen stärken, Auslöser vermeiden, einen gesunden Lebensstil beibehalten, sich mit möglichen Rückfällen auseinandersetzen und Ihre Erfolge feiern, werden Sie in der Lage sein, auf dem Weg zu einem rauchfreien Leben zu bleiben. Denken Sie daran, dass Sie in der Lage sind, ein erfülltes und gesundes Leben frei von Tabak zu führen.

SCHLUSSFOLGERUNG

Herzlichen Glückwunsch, dass Sie das Buch "Die wiedergewonnene Freiheit: Die besten Methoden, um mit dem Rauchen aufzuhören" durchgesehen haben! Sie haben den ersten Schritt in ein rauchfreies Leben und in die Freiheit getan, selbst über Ihre Gesundheit und Ihr Wohlbefinden zu entscheiden.

In diesem Buch haben wir die verschiedenen Aspekte des Rauchstopps erforscht, von den Gefahren des Rauchens bis hin zu effektiven Methoden, um mit dem Rauchen aufzuhören. Sie haben erfahren, welche schädlichen Auswirkungen das Rauchen auf Ihre Gesundheit hat und welche tieferen Gründe Sie dazu bewogen haben, den Entschluss zu fassen, sich von dieser schädlichen Gewohnheit zu verabschieden.

Wir haben besprochen, wie wichtig es ist, sich realistische Ziele zu setzen, sich mental vorzubereiten, die für Sie am besten geeignete Methode zu wählen und mit Entzugserscheinungen umzugehen. Wir haben auch Themen wie die Stärkung der Motivation, die Vermeidung von Rückfällen, soziale Unterstützung und die Einführung neuer, gesunder Lebensgewohnheiten angesprochen.

Denken Sie daran, dass jeder Weg zur Rauchentwöhnung einzigartig ist, und es ist normal, dass Sie auf dem Weg auf Herausforderungen stoßen. Sie verfügen jetzt jedoch über das Wissen, die Werkzeuge und die Strategien, um diese Hindernisse zu überwinden und Ihr Engagement für ein rauchfreies Leben aufrechtzuerhalten.

Der Schlüssel zum Erfolg liegt in Ihrer Entschlossenheit, Ihrer Willenskraft und Ihrem Durchhaltevermögen. Zeigen Sie Mitgefühl mit sich selbst, seien Sie geduldig und scheuen Sie sich nicht, um Unterstützung zu bitten, wenn Sie sie brauchen. Sie sind bei diesem Vorhaben nicht allein, viele Menschen haben es geschafft, mit dem Rauchen aufzuhören und ein gesünderes und erfüllteres Leben zu führen.

Denken Sie auch an die Vorteile, die Sie als ehemaliger Raucher erwarten. Ihre Gesundheit wird sich verbessern, Sie werden leichter atmen können, Ihr Geruchs- und Geschmackssinn wird erwachen, und Sie werden stolz auf Ihre Leistung sein. Jeder rauchfreie Tag ist ein Sieg, feiern Sie also jeden Schritt auf Ihrem Weg.

Wenn ich dieses Buch beende, möchte ich Sie ermutigen, Ihre Freiheit vom Rauchen weiter zu kultivieren. Bleiben Sie motiviert, entwickeln Sie Strategien, um mit Herausforderungen umzugehen, und machen Sie Ihre Gesundheit und Ihr Wohlbefinden zu einer Priorität. Sie haben sich dafür entschieden, die Kontrolle über Ihr Leben zurückzugewinnen, und das öffnet die Tür zu einer strahlenderen und gesünderen Zukunft.

Auf Wiedersehen Tabak und Hallo wiedergewonnene Freiheit!